AF496276

Guerre à la Tuberculose !

PAR

le Dr J. WEILL-MANTOU

Secrétaire général de la Société de Préservation contre la Tuberculose par l'Éducation populaire

LA TUBERCULOSE. — SES RAVAGES. — LA CONTAGION. — LES MICROBES. — LA TUBERCULOSE EST ÉVITABLE. — LES CRACHATS. — LA CHASSE AUX POUSSIÈRES. — LA DÉSINFECTION. — LA PRÉDISPOSITION. — LA GUÉRISON. — SANATORIUMS ET DISPENSAIRES.

Paris

Librairie Armand Colin

5, Rue de Mézières, 5.

Prix : 25 cent.

Guerre à la Tuberculose !

PAR

le Dr J. WEILL-MANTOU

Secrétaire général de la Société de Préservation contre la Tuberculose par l'Éducation populaire

LA TUBERCULOSE. — SES RAVAGES. — LA CONTAGION. — LES MICROBES. — LA TUBERCULOSE EST ÉVITABLE. — LES CRACHATS. — LA CHASSE AUX POUSSIÈRES. — LA DÉSINFECTION. — LA PRÉDISPOSITION. — LA GUÉRISON. — SANATORIUMS ET DISPENSAIRES.

Paris

Librairie Armand Colin

5, Rue de Mézières, 5.

A LA MÊME LIBRAIRIE

« LES IDÉES A RÉPANDRE »

Collection de Tableaux muraux tirés en couleur sur papier

(90cm × 65cm)

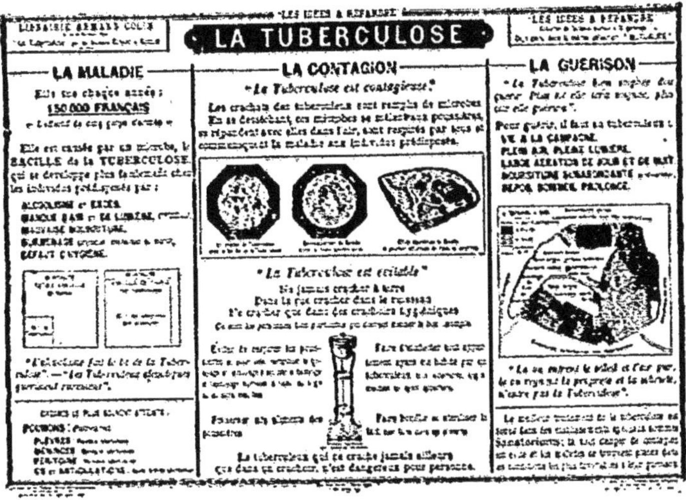

"*Les Idées à répandre*" : **La Tuberculose** (*réduction en noir*)

LA TUBERCULOSE : ***La Maladie,*** ses causes, organes atteints, mortalité par la tuberculose. — ***La Contagion,*** le bacille, son développement, ses effets, moyens d'éviter la tuberculose. — ***La Guérison,*** les soins, la tuberculose à Paris, les sanatoriums.

Un tableau mural (90cm × 65cm), tiré **en couleur**, sur papier. . . . **75 cent.**

MUTUALITÉ, IMPRÉVOYANCE : ***Quelle route choisir? Avantages de la mutualité; — Effets de l'imprévoyance; — Résolution à prendre;*** — Fonctionnement des mutualités scolaires; — Constitution d'une rente viagère.

Un tableau mural (90cm × 65cm), tiré **en couleur, sur papier**. . . . **75 cent**

COLLECTION DES « TU SERAS »

Tu seras Prévoyant. Un volume in-12, cartonné. . . . . . **1 fr. 50**

Tu seras Citoyen. In-12, cart . . **1 fr. 50**
Tu seras Soldat. In-12, cart. . . **1 fr. 40**
Tu seras Chef de Famille. Cart. **1 fr. 50**
Tu seras Agriculteur. In-12, cart. **1 fr. 60**
Tu seras Commerçant. In-12, cart. **1 fr. 50**
Tu seras Ouvrière. In-12, cart. . **1 fr. 50**

Guerre
à la
Tuberculose !

I

La tuberculose. — Ses ravages.

La tuberculose, maladie commune à l'homme et aux animaux, peut envahir toutes les parties du corps : os, jointures, cerveau, intestins, reins, etc., mais, le plus souvent, elle atteint les poumons.

La maladie tuberculeuse des poumons s'appelle *tuberculose pulmonaire*, ou *maladie des poitrinaires*, ou encore *phtisie pulmonaire*. La tuberculose n'épargne aucun âge : enfance, jeunesse, âge mûr lui paient un redoutable tribut.

Dans notre seul pays, la tuberculose fait mourir chaque année **150 000 personnes.**

Cent cinquante mille, retenez bien ce chiffre. C'est l'effectif de cinq corps d'armée, c'est-à-dire le quart de notre armée de première ligne.

Chaque heure qui s'écoule assiste à l'agonie de 17 Français poitrinaires.

Et partout, dans le monde entier, la tuberculose promène son lugubre cortège de deuils, de misères et de larmes.

Questionnaire. — Qu'est-ce que la tuberculose? — Est-ce une maladie spéciale à l'homme ? — Quelles parties du corps peut-elle envahir? — Quelle est la partie du corps le plus souvent atteinte? — Quels noms porte la tuberculose des poumons? — Les ravages de la tuberculose sont-ils considérables? — La France est-elle le seul pays atteint ?

II

La tuberculose est contagieuse.

C'est Villemin, médecin français, qui démontra en 1865 que la tuberculose est une maladie *contagieuse*, c'est-à-dire communicable d'un individu malade à un individu bien portant.

On avait cru jusqu'à lui, à de rares exceptions près, que la tuberculose était une maladie due à une cause intérieure, à une mauvaise constitution; mais aujourd'hui il est prouvé que la tuberculose est contagieuse, uniquement contagieuse, qu'elle se gagne comme se gagnent la rougeole, la scarlatine, la diphtérie.

Je pourrais vous citer mille exemples de contagion; je me bornerai au suivant :

Dans une famille de cultivateurs robustes, composée du père, de la mère, et de trois garçons, l'aîné prend à la ville la tuberculose dans un atelier.

Malade, il s'en revient au pays où il ne tarde pas à mourir, et successivement son mal se communique à sa mère qui l'avait soigné, à son père, à ses deux frères qui meurent dans l'espace de deux ou trois ans.

Ce n'est pas tout : une voisine qui avait prodigué ses soins à cette famille, puis le mari de la voisine sont pris à leur tour.

Faisons l'addition : 7 victimes frappées par les ricochets de cette tuberculose contractée à la ville.

Questionnaire. — Que veut dire le mot contagieux? — Qui nous a appris que la tuberculose est une maladie contagieuse ? — Pouvez-vous citer un exemple de contagion de la tuberculose?

III

La contagion.

« Puisque la tuberculose se communique si facilement, allez-vous me demander, comment se fait-il que les hommes aient mis si longtemps à en reconnaître le caractère contagieux? »

Il est aisé de vous expliquer les motifs d'une ignorance si prolongée, quelque surprenante qu'elle puisse vous paraître.

Prenez une autre maladie contagieuse : la grippe, la scarlatine, la rougeole, l'angine couenneuse. Les premiers symptômes s'en manifestent très rapidement, quelques heures, quelques jours après le contact avec les malades. La contagion en est évidente, et, passez-moi l'expression, elle crève les yeux des moins clairvoyants.

La tuberculose, au contraire, est une maladie qui couve silencieusement pendant des mois; la contagion n'en est pas surprise en flagrant délit, il faut la chercher pour la trouver et voilà pourquoi, entrevue autrefois par quelques observateurs isolés, elle n'a été universellement admise qu'après les travaux de Villemin.

Pour qu'une maladie se communique ainsi de l'un à l'autre, il faut bien qu'il y ait quelque chose, un germe, un je ne sais quoi, qui sorte du corps des malades pour entrer dans le corps de ceux qui sont bien portants et y apporter la maladie. Cela est de toute évidence; mais il fallait le génie de notre illustre compatriote Pasteur pour nous révéler la nature vivante de ces germes, dont les anciens n'avaient pu que soupçonner l'existence.

Ces germes sont des *microbes* et nous allons, immédiatement, lier plus ample connaissance avec eux.

Questionnaire. — Pourquoi les hommes ont-ils ignoré si longtemps le caractère contagieux de la tuberculose? — La contagion de la tuberculose apparait-elle rapidement? — Comment pouvez-vous comprendre qu'une maladie se communique d'un individu malade à un individu bien portant? — Qui nous a fait connaitre la nature vivante des germes des maladies contagieuses et quel nom portent-ils?

IV

Les microbes.

On appelle microbes des êtres infiniment petits, appartenant au règne des *végétaux*. Pour les voir, il faut à l'œil le secours des microscopes les plus puissants.

Chaque parcelle du monde est peuplée de milliards et de milliards de microbes : il y en a dans l'eau, dans l'air, dans le sol, dans l'intérieur et à la surface des animaux et des végétaux. Leur rôle est immense : ce sont des agents de décomposition : toutes les fermentations, toutes les putréfactions sont leur œuvre.

Les microbes, comme les plantes, comme les animaux, se divisent en microbes utiles et en microbes nuisibles.

Les bons microbes sont ceux des levures et des ferments qui nous donnent le vin, le vinaigre, le cidre, la bière, le pain, le fromage, le fumier de nos champs, etc.

Les mauvais microbes sont ceux qui font tourner le lait, sûrir le bouillon, pourrir les fruits; ce sont surtout ceux qui créent les maladies contagieuses des plantes et des animaux.

La forme des microbes est variable : les uns sont arrondis comme des billes, billes si petites qu'il en faudrait, dans certaines espèces, mettre un millier les unes à côté des autres pour couvrir une longueur d'un millimètre; d'autres sont contournés comme des tire-bouchons; d'autres enfin sont allongés en forme de petits bâtons, et ces microbes en bâtonnets portent le nom de *bacilles*.

Comme les autres végétaux, comme les animaux, les microbes sont des êtres vivants qui naissent, se développent et meurent. Ils se reproduisent avec une rapidité presque incroyable et, en quelques heures, un petit nombre de microbes peut donner naissance à d'énormes colonies de nouveaux microbes; ceux-ci se nourrissent des sucs et des gaz qu'ils trouvent autour d'eux; ils rejettent en dehors d'eux des déchets et des substances, appelées *toxines*, qui sont de véritables poisons pour les hôtes (animaux ou végétaux) qui les hébergent.

Questionnaire. — A quel règne de la nature, animal ou végétal, appartiennent les microbes? — Sont-ils visibles à l'œil nu? — Où, dans la nature, rencontre-t-on des microbes? — Comment peut-on les voir? — Quelle est leur grosseur? — Ont-ils tous la même forme? — Quels sont les bons microbes? Quels sont les mauvais microbes? — Se reproduisent-ils rapidement? — Qu'appelle-t-on toxines? — Qu'est-ce qu'un bacille.

V

Le bacille de la tuberculose.

Le microbe de la tuberculose, découvert en Allemagne par Koch, est un microbe allongé en forme de bâtonnet, un bacille, le *bacille de la tuberculose* ou *bacille de Koch* (Fig. 1).

Il mesure deux ou trois millièmes de millimètre de long sur trois dixièmes de millième de millimètre de large. Il en faudrait environ 350 mis bout à bout pour couvrir une longueur d'un millimètre ; on conçoit donc que des êtres aussi infiniment petits ne soient pas visibles à l'œil nu. Pour les apercevoir, il faut les regarder au microscope et pour les rendre encore plus apparents, les colorer en les imbibant de certaines matières colorantes.

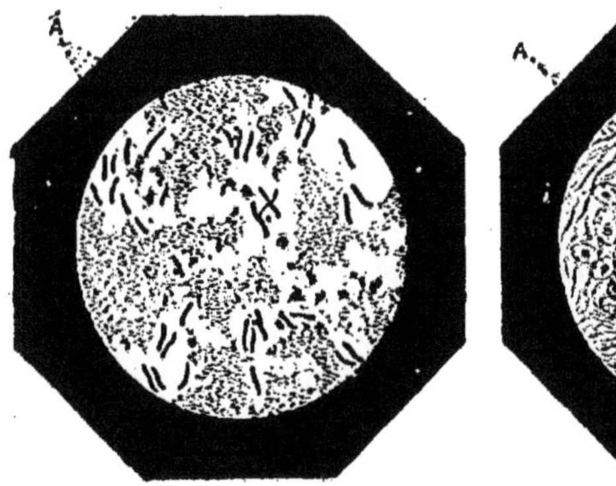

Un crachat de tuberculeux avec le bacille de la tuberculose.

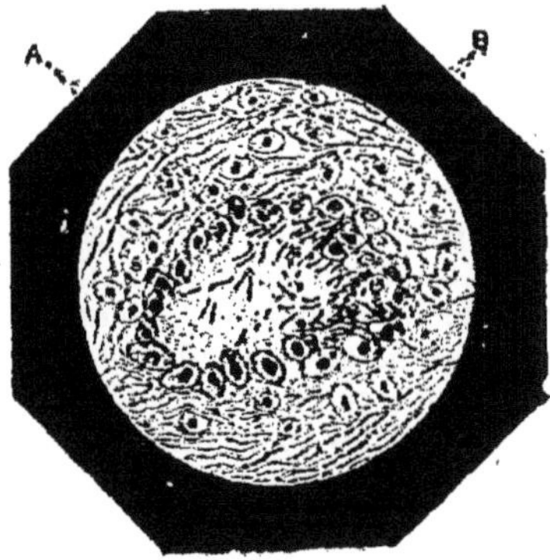

Développement du bacille dans le tissu pulmonaire.

FIG. 1. — Ces deux préparations microscopiques montrent en A les bacilles de la tuberculose sous forme de petits bâtons noirs ; ce qu'on voit autour d'eux, ce sont des cellules (B) ou les éléments, les matériaux qui constituent le tissu du poumon.

Le bacille de la tuberculose a la vie très dure, surtout dans l'obscurité : il peut conserver, pendant de longs mois, ses propriétés contagionnantes.

Quand il vit dans un milieu favorable, il se développe et se reproduit très rapidement. Notons, entre parenthèses, que les milieux bons pour les microbes sont mauvais pour nous. Souhaitons tous que nos organes restent le plus longtemps possible de mauvais milieux pour les microbes ; nous reviendrons d'ailleurs sur ce point.

Questionnaire. — Qui a découvert le bacille de la tuberculose ? — Que faut-il faire pour le voir et le bien voir ? — Quelles sont ses dimensions ? — A-t-il la vie dure ? — Qu'est-ce qu'un bon et un mauvais milieu pour les microbes en général, pour le bacille de la tuberculose en particulier ?

VI

D'où vient le bacille de la tuberculose?

Tant que le bacille de la tuberculose, qui n'est pas volatil, est logé dans l'intérieur du corps des malades, il ne peut de lui seul s'échapper pour contagionner les gens bien portants. **L'haleine du tuberculeux n'est donc pas dangereuse.** Quand, au contraire, il vient à être entraîné au dehors, il est capable de nouveaux méfaits et malheur à qui lui donne l'hospitalité.

Nous savons aujourd'hui que le bacille sort du corps des tuberculeux soit avec le pus des abcès (des os ou des jointures), soit surtout avec les crachats des poitrinaires.

Rappelons-nous en effet que la tuberculose des poumons est de beaucoup la forme la plus répandue de la tuberculose.

Vous n'ignorez pas que les principaux signes de la tuberculose pulmonaire sont la toux, le crachement, la fièvre, la perte des forces, l'amaigrissement[1].

Les poumons des tuberculeux sont criblés de petites plaies qui laissent suinter un liquide bourré de bacilles tuberculeux; les crachats rejettent au dehors ce liquide qui s'écoule des petites plaies tuberculeuses. Quand plusieurs de ces plaies se réunissent entre elles, elles creusent le poumon de trous appelés cavernes (Fig. 2).

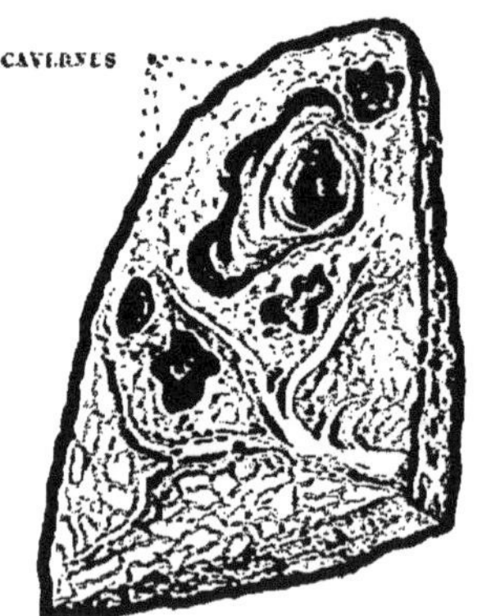

Fig. 2. — Poumon sectionné dans le sens de sa hauteur; on aperçoit sur sa tranche les trous (cavernes) creusés par la tuberculose.

Pour vous donner une idée de ce monde d'infiniment petits qui peuple les crachats des poitrinaires, je vous dirai qu'en un seul jour un tuberculeux peut rejeter dans ses crachats un milliard deux cents millions de bacilles tuberculeux.

Qu'arrive-t-il alors?

Questionnaire. — L'haleine des tuberculeux est-elle dangereuse? — Pourquoi ne l'est-elle pas? — Comment le bacille de la tuberculose peut-il sortir du corps des malades? — Quelle idée vous faites-vous des poumons d'un tuberculeux? — Quels sont les principaux signes de la tuberculose pulmonaire? — De quoi se composent les crachats des poitrinaires? — Y a-t-il beaucoup de bacilles dans les crachats des tuberculeux? — Les mots *phtisique* et *tuberculeux* sont-ils synonymes?

1. Plaçons ici une remarque qui a son importance. Les mots tuberculeux et phtisique (ou poitrinaire) ne sont pas tout à fait synonymes. Le phtisique est le tuberculeux miné, épuisé, usé par la tuberculose, arrivé en un mot à une période très avancée de son mal. Le tuberculeux, lui, est le malade qui, touché par la tuberculose, est atteint à un degré quelconque. Tous les phtisiques sont des tuberculeux, mais tous les tuberculeux ne sont pas des phtisiques.

VII

Que deviennent les crachats des tuberculeux?

Le crachat de tuberculeux qui tombe sur le sol est un nid de bacilles, nous venons de le voir.

Tant qu'il reste humide, les bacilles si petits, si ténus, si légers, baignent et sont emprisonnés dans le liquide qui les contient.

Or ce liquide va s'évaporer, le crachat se dessécher et alors les bacilles, décollés en quelque sorte, sont rendus à la liberté ; ils s'attachent aux poussières du sol et, accrochés à elles, font corps avec elles. Au moindre souffle, poussières et bacilles vont voltiger dans l'atmosphère ou se déposer sur les objets qui nous entourent.

C'est surtout au voisinage des tuberculeux que vous allez les rencontrer : dans les appartements qu'ils ont habités, sur les meubles, vêtements, objets de toute sorte qui leur ont appartenu.

Considérez maintenant que le tuberculeux n'est pas un malade qui est retenu dans son lit durant le cours de toute sa maladie, qu'il va, vient, circule, que vous le rencontrez à l'atelier, au bureau, au théâtre, en voiture, en chemin de fer, considérez tout cela et vous ne vous étonnerez plus que le bacille de la tuberculose soit aujourd'hui si universellement répandu.

Voilà donc le bacille de la tuberculose qui nous guette partout ; comment va-t-il s'y prendre pour nous attaquer?

Questionnaire. — Q'arrive-t-il quand le crachat du tuberculeux se dessèche ? — Comment se conduisent les bacilles vis-à-vis des poussières? — Où, sur quels objets trouve-t-on le plus de bacilles tuberculeux? — Rencontrons-nous sur notre chemin beaucoup de bacilles tuberculeux ? — Pourquoi ces bacilles sont-ils si répandus autour de nous?

VIII

Des portes d'entrée du bacille tuberculeux.

Le bacille tuberculeux trouve devant lui trois grands chemins pour pénétrer en nous :

1° Les voies respiratoires ;
2° Les voies digestives ;
3° Les déchirures de la peau.

1° *Voies respiratoires.* — Intimement mêlé aux poussières qui flottent dans l'atmosphère, le bacille entre avec elles dans le nez ou la bouche, traverse le gosier, et pénètre ainsi dans le poumon, apporté par l'air que nous respirons.

2° *Voies digestives.* — Déposé à la surface des fruits, pâtisseries ou autres aliments recouverts de poussières, ou bien encore répandu dans le lait des vaches tuberculeuses, dans la chair ou les organes (mou, foie, rognons, etc.) des animaux tuberculeux, le bacille est avalé en même temps que les aliments et arrive ainsi dans l'estomac et l'intestin.

3° *Déchirures de la peau.* — La peau qui recouvre notre corps nous sert de membrane protectrice contre l'invasion des microbes; mais supposez une éraillure, une déchirure, une entamure quelconque de la peau, si cette ouverture est en contact avec le bacille tuberculeux, avec des linges ou instruments souillés de pus ou de crachats tuberculeux, la tuberculose s'inoculera directement comme le vaccin s'inocule avec la lancette.

Voilà donc les trois portes ouvertes devant le bacille tuberculeux, mais ces trois voies sont inégalement fréquentées par lui et sa route préférée reste toujours le chemin des voies respiratoires.

Questionnaire. — Quelles sont les portes d'entrée qui donnent au bacille tuberculeux accès dans notre corps? — Comment arrive-t-il dans nos poumons? — Comment arrive-t-il dans notre estomac? — Comment peut-il pénétrer sous notre peau? — Quelle est sa route favorite?

IX

La tuberculose est évitable.

Avant d'aller plus loin, arrêtons-nous un instant pour faire l'inventaire de ce que nous venons d'apprendre.

Nous savons que :

1° La tuberculose est contagieuse et ne prend naissance qu'après pénétration en nous d'un germe.

2° Ce germe indispensable à l'éclosion de toute tuberculose est un microbe, le bacille de la tuberculose.

3° Ce bacille, venu le plus souvent des crachats desséchés des poitrinaires, est répandu autour de nous en énormes quantités.

Sachant cela, raisonnons un peu.

Puisque la tuberculose exige, pour éclore, la présence en nous du bacille tuberculeux, nous pourrons empêcher la tuberculose de faire de nouvelles victimes :

ou bien en détruisant ce bacille dans son repaire, le crachat;

ou bien encore, si nous n'arrivons pas à le détruire, en nous efforçant de l'écarter de notre chemin, en nous ingéniant à éviter cette mauvaise rencontre.

Ce raisonnement est fort juste, aussi sommes-nous logiquement en droit d'écrire en guise de conclusion :

La tuberculose est une maladie évitable.

Ne nous endormons pas sur cette pensée consolante et recherchons maintenant les moyens pratiques de *rendre évitable* cette tuberculose que nous ne savons pas encore éviter.

Questionnaire. — Comment pouvez-vous comprendre qu'une maladie contagieuse soit une maladie évitable? — Expliquez pourquoi la tuberculose est une maladie évitable. — Comment pouvons-nous l'éviter?

X

La guerre aux crachats.

Nous l'avons dit, c'est le crachat qui est le repaire du bacille tuberculeux.

Nous ne pouvons pas empêcher les malades de cracher; ils ont besoin de cracher; c'est une nécessité à laquelle ils ne peuvent se soustraire, sous peine de mourir asphyxiés par les liquides qui inonderaient leurs bronches et leurs poumons.

Donc le tuberculeux doit cracher; mais nous,

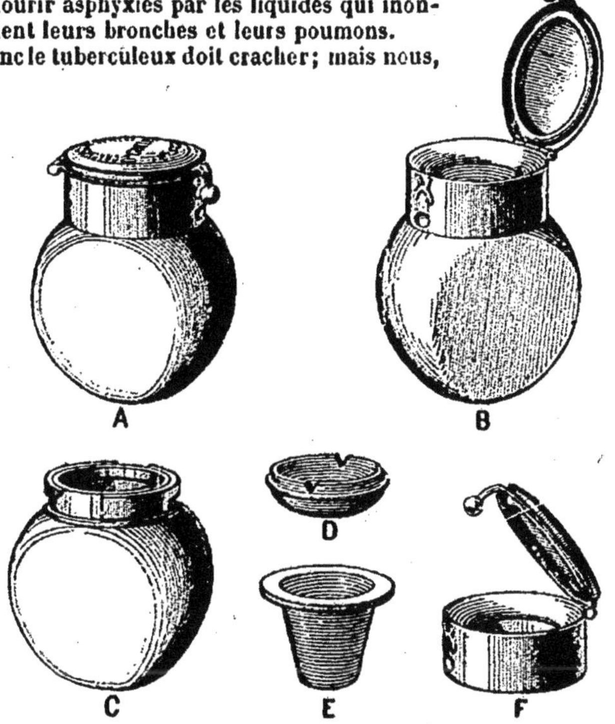

FIG. 3. — Crachoir de poche (modèle du Dr Guelpa). — A, Crachoir fermé. — B, Crachoir ouvert. — C, D, E, F, Pièces qui composent le crachoir démonté. — D, Pièce de caoutchouc qui assure la fermeture hermétique du couvercle. — E, Entonnoir en caoutchouc qui empêche le liquide contenu en C de s'écouler au dehors quand le crachoir est renversé (système de l'encrier inversable).

nous avons le droit d'exiger que ses crachats soient mis hors d'état de nous nuire.

Pour arriver à ce résultat, nous disposons d'un moyen radical: empêcher le desséchement du crachat et pour cela le recueillir dans un liquide, de préférence dans un liquide capable de détruire les bacilles, c'est-à-dire *antiseptique;* mais ici une distinction devient nécessaire entre la rue et les locaux d'habitation.

Dans la rue, il faudra toujours cracher dans le ruisseau.

Sur le trottoir, non seulement le crachat se dessèche, mais encore il a toutes les chances d'imprégner les semelles des chaussures, les jupes et les robes traînantes des femmes, de bacilles tuberculeux qui seraient ainsi rapportés dans les habitations.

Il ne faut pas non plus cracher dans son mouchoir : les crachats s'y dessèchent; en le portant à leur visage, les malades y respirent es bacilles, se recontagionnent à nouveau. De plus ces linges souillés deviennent un danger pour l'entourage des tuberculeux, et aussi pour les blanchisseuses appelées à les laver.

Donc dans la rue, cracher dans le ruisseau, ou ce qui est encore préférable pour les grands cracheurs, cracher *dans un crachoir de poche* (Fig. 3).

Questionnaire. — Est-il possible d'empêcher les tuberculeux de cracher? — Comment pouvons-nous rendre les crachats des tuberculeux inoffensifs? — Dans la rue, où devons-nous cracher? — Pourquoi ne faut-il pas cracher dans son mouchoir? — Qu'est-ce qu'un crachoir de poche?

XI

Le crachoir.

En dehors de la rue, dans les habitations particulières aussi bien que dans les lieux publics, dans les ateliers, les bureaux, les écoles, les casernes, les théâtres, les escaliers des maisons, les voitures, les chemins de fer, en un mot dans tous les lieux de passage ou de réunion, **il faut des crachoirs;** non pas des crachoirs dissimulés, mais au contraire bien en vue; non pas des crachoirs discrètement espacés, mais au contraire distribués à profusion; non pas des crachoirs reposant sur le sol et remplis de sciure, mais des crachoirs contenant un liquide antiseptique et placés assez haut pour recueillir tous les crachats qui leur sont destinés (Fig. 4). Le contenu des crachoirs sera vidé dans le feu ou dans les cabinets d'aisances; puis le crachoir sera désinfecté, et pour cela plongé pendant quelques minutes dans de l'eau bouillante.

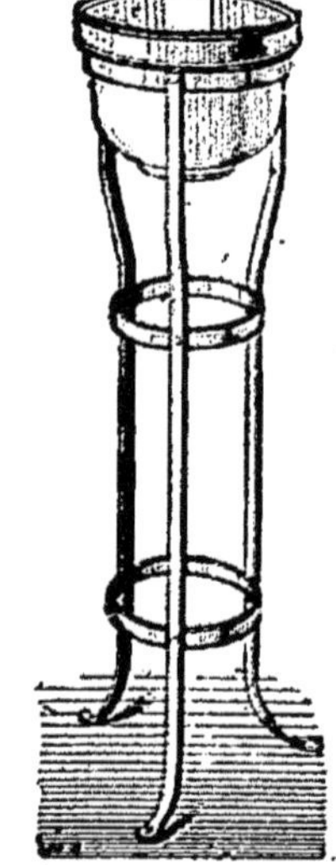

Fig. 4. — Crachoir sur son support.

Personne aujourd'hui n'a plus le droit de cracher à terre, et par personne j'entends : ni les malades ni les bien portants.

Les malades, nous savons pourquoi.

Les bien portants, d'abord parce qu'ils se doivent à eux-mêmes de donner le bon exemple pour être en droit de dire aux autres : « *Faites comme moi* » ; ensuite parce que le tuberculeux ne porte pas le nom de sa maladie écrit sur sa figure, parce qu'on peut être tuberculeux sans le savoir, et qu'à première vue rien ne distingue un crachat rempli de bacilles d'un crachat inoffensif.

L'usage du crachoir devrait être obligatoire pour tout le monde, et en attendant la loi qui punira ceux qui manqueront à cette obligation, disons et répétons autour de nous :

Celui qui crache à terre commet une mauvaise action[1].

Questionnaire. — Où doit-on installer des crachoirs ? — Comment doivent être disposés ces crachoirs ? — Qui doit faire usage de ces crachoirs ? — Pourquoi les gens bien portants doivent-ils cracher dans les crachoirs aussi bien que les malades ? — Que pensez-vous des personnes qui crachent à terre ? — Comment désinfecter les crachoirs ?

XII

La chasse aux poussières.

Tant qu'il y aura des gens qui cracheront à terre, il sera indis-

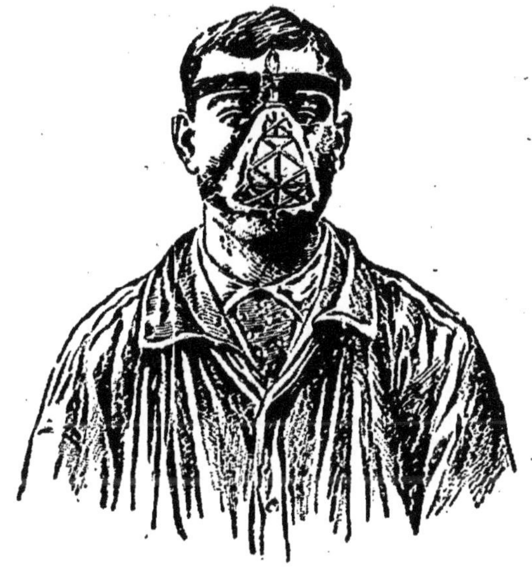

Fig. 5. — Masque protecteur contre les poussières (modèle du Dr Détourbe), adopté par l'Association des industriels de France contre les accidents du travail.

1. De plus le tuberculeux qui crache autour de lui sur le sol risque de se réinfecter lui-même ; en effet, en crachant à côté de lui, il met en liberté ses propres bacilles ; mais respirés à nouveau par lui, rentrés dans ses poumons, ils provoqueront de nouveaux foyers, de nouvelles lésions tuberculeuses.

pensable de faire la chasse aux poussières qui, nous l'avons vu, jouent par rapport au bacille tuberculeux le rôle de support.

Donc plus de balayage à sec, ni d'époussetage au plumeau, qui soulèvent des nuages de poussières... et de bacilles.

Partout le lavage à grande eau, le balayage au chiffon mouillé, au sable mouillé, et l'essuyage au linge humide.

Bouchons à l'aide de ciments appropriés les fentes et rainures des planchers, dans lesquelles s'emmagasinent les poussières. Que partout les tentures, étoffes, rideaux, véritables nids à microbes, soient aussi rares que possible, surtout dans les hôtels et maisons meublées.

Dans les professions à poussières, les ouvriers feront usage du masque protecteur (Fig. 5).

Enfin méfions-nous des substances alimentaires exposées en plein air et exigeons des étalagistes et des marchands que celles-ci soient protégées contre les souillures des poussières au moyen de vitrines, cloches, couvercles ou autres appareils isolateurs.

Questionnaire. — Pourquoi faut-il se méfier des poussières? — Comment faut-il balayer et essuyer? — Les rainures des planchers offrent-elles un inconvénient et comment parer à cet inconvénient? — Qu'est-ce que le masque protecteur contre les poussières? — Dans quel cas faut-il s'en servir? — Quelle est votre opinion sur les substances alimentaires exposées en plein vent? — Que conseillerez-vous aux marchands de faire pour mettre ces substances à l'abri des poussières?

XIII

La désinfection.

La désinfection est une opération qui a pour but, non pas de faire disparaître les mauvaises odeurs, mais de détruire les microbes. Les agents désinfectants les plus actifs sont la chaleur (étuves à désinfection), le sublimé corrosif, le formol, etc.

Tout ce qui aura pu être souillé directement par les crachats, et indirectement par les poussières issues des crachats des tuberculeux, devra être soigneusement désinfecté.

Aussi ne devrez-vous jamais vous installer dans un appartement qui aura été habité par un phtisique avant d'avoir fait procéder à sa désinfection (lessivage des murs et des parquets avec une solution de sublimé; vaporisations de formol; réfection des peintures et des plafonds; changement des papiers). — Mêmes précautions pour un appartement dont les locataires précédents vous sont inconnus.

La désinfection devra également toujours porter sur les meubles, vêtements, linges, livres, jouets, objets quelconques ayant appartenu à un tuberculeux, ou même de provenance inconnue, et achetés d'occasion.

Cette désinfection est d'autant plus légitime qu'elle ne s'adresse pas seulement au bacille de la tuberculose, mais encore qu'elle détruit les germes de toutes les autres maladies contagieuses, rougeole, scarlatine, diphtérie, etc.

Questionnaire. — Qu'est-ce que la désinfection? — Quels sont les objets à faire désinfecter? — Comment peut-on désinfecter un appartement? — Quels avantages trouve-t-on à la désinfection?

XIV

Moyens de préservation contre la contagion animale.

Tout ce que nous avons dit jusqu'à présent n'a trait qu'à la contagion humaine, c'est-à-dire à la contagion venant de l'homme; mais nous avons encore à nous défendre contre les dangers de contagion que peuvent nous faire courir les animaux tuberculeux qui vivent à nos côtés ou qui servent à notre alimentation.

Le lait des vaches tuberculeuses peut contenir des bacilles : ne buvons donc que du lait bouilli, car l'ébullition tue les microbes[1].

La viande et les organes des animaux tuberculeux constituent aussi à ce point de vue un danger de contagion : une cuisson suffisamment prolongée nous mettra à l'abri.

Mais ce n'est pas tout, et il y a mieux à faire pour combattre la contagion animale.

Il existe dans tous les pays des lois sanitaires relatives au bétail : ces lois, nous devons les respecter et en réclamer, au besoin, la stricte exécution.

Il y a en effet un procédé d'examen qui permet de reconnaître, à coup sûr, la tuberculose du bétail; c'est l'injection de tuberculine. La tuberculine est un produit qui, injecté sous la peau des animaux à l'aide d'une petite seringue surmontée d'une aiguille creuse, leur donne de la fièvre quand ils sont tuberculeux; quand au contraire l'animal est sain, la fièvre n'apparaît pas. La tuberculine permet donc de reconnaître à coup sûr la tuberculose des animaux.

Or les éleveurs ont appris, à leurs dépens, que des animaux présentant une apparence superbe peuvent être tuberculeux. L'essai méthodique à la tuberculine, régulièrement pratiqué par les vétérinaires, permet d'abattre à temps les bêtes tuberculeuses, de désinfecter les étables et d'éviter la propagation de la maladie à tout le troupeau.

Questionnaire. — Le lait cru peut-il être dangereux ? — A quel danger peut exposer une viande insuffisamment cuite? — Qu'est-ce que la tuberculine? — A quoi sert l'injection de tuberculine?

XV

Récapitulation générale.

La tuberculose est une maladie contagieuse causée par un microbe spécial, le bacille de la tuberculose.

Ce bacille provient presque exclusivement des crachats des tuberculeux.

En se desséchant et en se mêlant aux poussières, ces crachats disséminent partout le bacille tuberculeux.

La tuberculose est une maladie évitable.

---

1. Pour détruire par l'ébullition les germes nuisibles qui peuvent être contenus dans le lait, il ne suffit pas que le lait « *monte* », il faut que l'ébullition soit prolongée à feu doux pendant quatre ou cinq minutes.

Pour l'éviter nous disposons des moyens suivants :

1° Le crachoir;

2° La chasse aux poussières;

3° La désinfection;

4° Les mesures opposables à la contagion animale.

A ces notions il faut en ajouter une autre, qui découle naturellement de tout ce que nous avons appris et que personne n'a le droit d'oublier :

Le tuberculeux qui ne crache jamais ailleurs que dans un crachoir n'est dangereux pour personne. Celui-là seul est à craindre qui crache à terre.

Questionnaire.—Expliquer pourquoi le tuberculeux qui ne crache jamais ailleurs que dans un crachoir n'est dangereux pour personne. — Expliquer pourquoi seul celui qui crache à terre est à craindre.

XVI

La contagion n'est pas tout.

« En voici bien d'une autre, allez-vous vous écrier; voilà quinze chapitres dans lesquels vous répétez à toutes les lignes : *la tuberculose ne naît que par contagion*, et maintenant vous écrivez en tête de ce chapitre : *la contagion n'est pas tout*. Que signifie cette contradiction ? »

Eh bien! je vous répondrai que cette contradiction n'est qu'apparente et vous allez en juger immédiatement. La contagion est une condition nécessaire, elle n'est pas une cause suffisante. Je m'explique.

Il ne suffit pas qu'un assaillant pénètre dans une ville assiégée pour qu'il soit en droit de crier victoire; il faut encore qu'il triomphe de la résistance des assiégés qui, parfois, sont assez forts pour le repousser.

De même, il ne suffit pas que le bacille de la tuberculose ait pénétré en nous pour faire de nous un tuberculeux; il faut encore qu'il s'installe et s'établisse assez solidement pour pouvoir coloniser.

Notre corps possède, heureusement pour nous, des moyens de résistance vis-à-vis des microbes qui envahissent un de ses territoires. Quand une bande de microbes pénètre en nous, il y a lutte entre nos tissus et les microbes. Si nos tissus sont bien armés et résistants, le microbe est étouffé, détruit, la maladie n'apparaît pas; elle ne se déclare que dans les cas où le microbe victorieux a pu conserver ses positions et coloniser.

Donc, à côté de la question contagion, il y a la question résistance à la contagion; à côté de la question *graine*, il y a la question *terrain*. Ce point est trop important pour que nous n'y insistions pas plus longuement.

Questionnaire. — Notre corps peut-il se défendre contre les microbes qui l'envahissent? — Expliquer pourquoi la question de la contagion n'est pas tout dans la production de la tuberculose.

XVII

La graine et le terrain.

Il y a des terrains fertiles; il y a des terrains stériles.

Si vous semez les meilleures graines dans un terrain stérile, rien ne vient.

Il y a aussi des terrains bons pour telle espèce de graine, mauvais pour telle autre espèce.

Il en est de même pour les graines des maladies contagieuses (microbes), pour la graine tuberculeuse (bacille).

Sur certains individus la graine tuberculeuse germera, tandis que sur d'autres elle ne germera pas.

Cette facilité, plus ou moins grande, à faire germer le microbe porte, en médecine, le nom de prédisposition.

Le bacille tuberculeux ne colonisera donc et ne produira la tuberculose que chez les individus prédisposés.

Tout ce qui tend à affaiblir le corps, à diminuer sa vigueur et sa force de résistance augmente la prédisposition à la maladie.

Retenons donc, pour les besoins de notre cause, ce fait : que la prédisposition tuberculeuse sera créée par toutes les causes capables de provoquer un affaiblissement de notre organisme.

Questionnaire. — Que comprenez-vous quand on vous parle de la graine et du terrain? — Qu'est-ce que la graine dans la tuberculose et qu'est-ce que le terrain? — Qu'appelle-t-on prédisposition? — Comment la prédisposition peut-elle être créée?

XVIII

La prédisposition.

La prédisposition sera dite *naturelle*, quand elle existera dès la naissance : les enfants nés de parents tuberculeux, alcooliques ou atteints de toute autre maladie grave, les enfants mal venus, débiles, chétifs, délicats, apportent à leur naissance une prédisposition qui pourra s'éteindre lorsque leur corps aura gagné la vigueur qui lui manquait à leur arrivée dans ce monde.

Ils n'ont apporté en naissant aucun germe de maladie, ils sont venus moins bien armés pour résister aux germes qui les assaillent de l'extérieur. Voilà tout.

La prédisposition, absente au moment de la naissance, peut encore s'acquérir avec l'âge et à tout âge; c'est la prédisposition *acquise*.

Parmi les causes capables de créer cette fragilité, cette prédisposition, il faudrait citer tout ce qui peut affaiblir l'individu. Nous mentionnerons surtout :

Les maladies graves;

Les longues convalescences;

Les excès de toute sorte;

Le surmenage physique;

L'abus des travaux intellectuels;
Les soucis; les chagrins;
L'alimentation insuffisante;
Les professions insalubres.

Ces causes, nous nous bornerons à les mentionner, mais il nous faut insister particulièrement sur les deux plus puissantes que nous n'avons pas encore nommées : **le logement insalubre** et **l'alcoolisme.**

Questionnaire. — Qu'entend-on par prédisposition naturelle? Qu'entend-on par prédisposition acquise? — Enumérer les causes qui peuvent créer la prédisposition. — Quelles sont les deux plus importantes de ces causes? — Comment agissent les causes prédisposantes?

XIX

Le logement insalubre.

« Là où ne pénètrent pas le soleil et la lumière, pénètre la maladie. »

Le logement insalubre est celui qui ne possède pas en lui-même toutes les conditions d'aération et de jour réclamées par l'hygiène; mais un logement peut devenir insalubre, non pas du fait de sa construction, mais du fait de ceux qui l'occupent, quand il est *surpeuplé*, c'est-à-dire habité par un nombre de personnes trop élevé par rapport à sa contenance. Vous ne boiriez pas impunément de l'eau de l'égout collecteur; de même vous ne respirerez pas impunément de l'air déjà respiré et empoisonné par tous les poumons de vos voisins.

Tantôt le logement insalubre ou surpeuplé sera la maison d'habitation, tantôt ce sera la maison de travail, bureau ou atelier : que ce soit l'un ou l'autre, les résultats seront aussi mauvais.

C'est dans les logements insalubres et malpropres que toutes les maladies contagieuses font toujours le plus grand nombre de victimes; c'est dans les logements insalubres et malpropres que la tuberculose trouve à exercer le plus violemment sa contagion, alors surtout que le logement insalubre voit trop souvent venir à son aide deux autres causes d'affaiblissement : la mauvaise alimentation (misère) et surtout l'alcoolisme.

Questionnaire. — Qu'est-ce qu'un logement insalubre? — Qu'appelle-t-on logement surpeuplé? — Comment se comporte la contagion dans les milieux insalubres? — Est-ce seulement la maison d'habitation qui peut constituer le logement insalubre ou surpeuplé?

XX

L'alcoolisme.

L'homme qui, à ses repas, boit en quantités modérées du vin, du cidre ou de la bière ne court aucun danger.

Seul celui qui fait un usage immodéré de ces boissons, qui boit à jeun; celui qui, régulièrement, prend de l'alcool, sous forme d'eau-de-vie ou de toute autre boisson spiritueuse; celui surtout qui fait usage des apéritifs et de l'absinthe est un homme qui s'empoisonne à coup sûr. Il use son estomac, son foie, ses reins, son cerveau; il perd toute résistance vis-à-vis des maladies qui peuvent l'assaillir.

C'est un fait malheureux à constater, l'alcoolisme est un des plus grands fléaux de notre pays.

En 1873, la consommation des absinthes et autres boissons spiritueuses composées (bitter, vermout, etc.) s'élevait, pour la France, à **vingt-neuf mille cent quatre-vingt-douze** hectolitres.

En 1897, c'est-à-dire 24 ans plus tard, la consommation s'en élevait au chiffre énorme de **trois cent onze mille neuf cent cinquante-deux** hectolitres.

Or, aucune cause ne prédispose plus à la tuberculose que l'alcoolisme.

« L'alcoolisme, a-t-on pu dire, fait le lit de la tuberculose. » — Et encore : « La phtisie se prend sur le zinc. »

Cela est si vrai que 80 °/₀ des alcooliques deviennent tuberculeux, et chez eux la tuberculose revêt souvent la forme de phtisie galopante.

En combattant victorieusement l'alcoolisme, nous tarirons une des sources les plus vives auxquelles s'alimente la tuberculose.

Questionnaire. — Que faut-il penser des boissons alcooliques? — Peut-on boire à ses repas du vin, de la bière ou du cidre? — A quelle condition le vin, la bière ou le cidre seront-ils inoffensifs? — En dehors des repas est-il prudent de prendre des boissons spiritueuses? — Quelles sont les boissons alcooliques dont il ne faut jamais faire usage? — A quoi prédispose l'alcoolisme? — Quel est le rôle de l'alcoolisme dans la production de la tuberculose? — La gravité de la tuberculose est-elle plus grande chez l'homme qui s'alcoolise que chez l'homme sobre?

XXI

La lutte contre la prédisposition.

Tout ce qui affaiblit le corps, avons-nous dit, augmente ou crée la prédisposition à la tuberculose.

Tout ce qui fortifie, dirons-nous maintenant, diminue cette prédisposition.

Grand air, soleil, bonne alimentation, exercice modéré, logement salubre et propre, large aération des habitations, des lieux de travail, sobriété, voilà les moyens de nous fortifier ou de rester forts.

Alors la contagion, c'est-à-dire le microbe de la tuberculose, n'aura pas de prise sur nous ou tout au moins trouvera en nous des réserves de forces qui le rendront impuissant.

La préservation contre la tuberculose, pour résumer tout ce que nous avons déjà appris, comprend donc deux opérations distinctes:

1° Lutter contre l'élément de la contagion, le bacille de la tuberculose et le détruire ou l'éviter autant que faire se pourra;

2° Nous fortifier pour mettre notre citadelle en état de résister aux assauts du bacille.

Mieux vaut évidemment prévenir que guérir. Cherchons tous, dans la mesure de nos moyens, à prévenir, et nous le pourrons si nous sommes tous unanimes à le vouloir; mais cherchons encore à guérir quand nous n'aurons pas su prévenir.

Questionnaire. — Comment pourrons-nous lutter contre la prédisposition ou prévenir la prédisposition? — Quels sont les moyens dont nous disposons pour nous fortifier ou rester forts?

XXII

La guérison. — Sanatoriums et dispensaires.

La tuberculose n'est pas seulement contagieuse et évitable, elle est encore guérissable.

— **Contagieuse, évitable, guérissable,** rappelez-vous ces

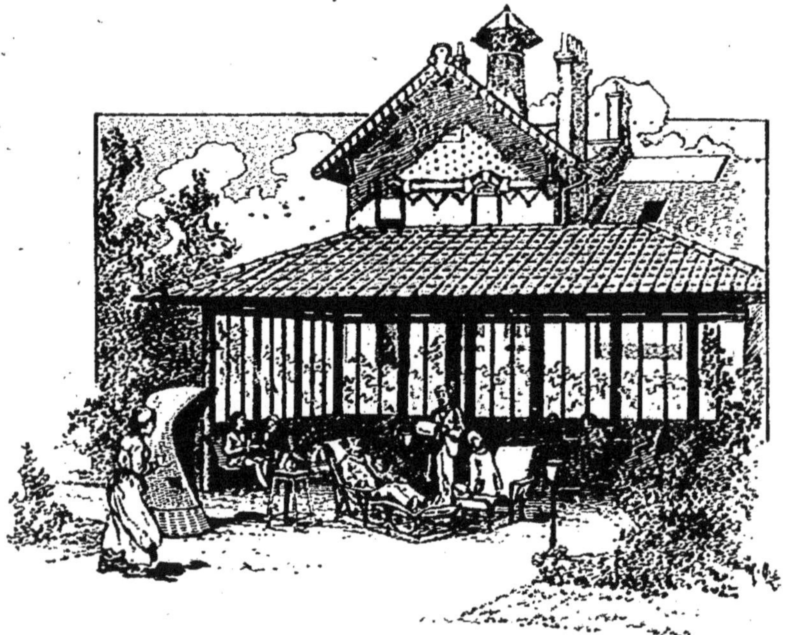

Fig. 6. — Cure d'air dans un sanatorium. — Les malades passent leur journée sur des chaises longues en plein air dans les galeries de cure[1].

trois mots inséparables comme vous vous rappelez les mots: Liberté, Égalité, Fraternité, écrits sur tous nos monuments publics.

1. Cette figure représente la galerie de cure de l'Hôpital Boucicaut, à Paris.

La tuberculose a déjà souvent guéri dans le passé, ainsi que l'attestent les autopsies de vieillards morts de maladies autres que la tuberculose; on trouve en effet dans les poumons de la moitié d'entre eux des foyers de tuberculose ancienne complètement guéris et cicatrisés.

Ce sont là pour la plupart des tuberculoses qui ont guéri toutes seules, sans traitement, par les seules forces de la nature; soyez convaincus que dans l'avenir les guérisons seront beaucoup plus nombreuses encore, car les médecins savent aujourd'hui mieux reconnaître et mieux soigner la tuberculose.

Le tuberculeux peut guérir partout, dans tous les pays, dans tous les climats, à la ville comme à la campagne; toutefois le tuberculeux trouvera, surtout le tuberculeux pauvre, réunies dans le sanatorium plus qu'ailleurs, toutes les conditions favorables à sa guérison.

On appelle *sanatorium* un établissement spécialement aménagé pour assurer aux malades :

Le grand air ;

Une alimentation extrêmement riche et abondante (suralimentation) ;

Le repos ;

La surveillance constante d'un médecin ;

La mise à l'abri de toute nouvelle source de contagion (Fig. 6).

Plus tôt on entrera au sanatorium, plus tôt on en sortira guéri.

Chacun a donc le plus grand intérêt à dépister, à reconnaître au plus vite une tuberculose commençante ; aussi, au moindre signe suspect, toux prolongée, pâleur, amaigrissement, perte des forces, sera-t-il sage d'aller consulter un médecin ou de se faire examiner dans un *dispensaire pour tuberculeux*, et si l'on est reconnu malade, de faire *immédiatement* le nécessaire pour se soigner, se bien soigner et guérir.

Questionnaire. — La tuberculose, une fois déclarée, peut-elle guérir? — Donner une preuve de la curabilité de la tuberculose. — Qu'appelle-t-on sanatorium? — Peut-on guérir ailleurs que dans un sanatorium? — Quelles sont les conditions les plus favorables à la guérison de la tuberculose? — Quels sont les avantages des sanatoriums? — Quel intérêt ont les malades à se soigner le plus tôt possible? — A quoi servent les dispensaires pour tuberculeux?

XXIII

Conclusions.

Toute fable a sa moralité ; toute étude scientifique a ses conclusion.

Voici les nôtres.

Quand on veut empêcher les gens de se noyer dans la rivière, on peut :

Ou bien échelonner le long des berges des postes de secours, munis des engins de sauvetage les plus perfectionnés, pour porter assistance à ceux qui tombent à l'eau ;

Ou bien établir un barrage ininterrompu de garde-fous pour empêcher le public de tomber à l'eau.

Quel système vous semble le meilleur ?

Le second évidemment, qui prévient le mal au lieu d'attendre qu'il se soit produit pour chercher à le réparer.

Eh bien ! dans la lutte contre la tuberculose, les sanatoriums, dispensaires, hôpitaux, etc., quelque perfectionné que soit leur outillage, jouent le rôle de postes de secours. Il en faut : car il y a des centaines de mille de malheureux en train de se noyer et qui crient à l'aide : dirigeons sur eux toutes les équipes de sauveteurs disponibles ; créons-en de nouvelles, puisque nous n'en avons pas assez, mais veillons en même temps au salut public et établissons solidement notre ceinture de garde-fous ; car il y a urgence. Sachons nous préserver, apprenons aux autres à se préserver, préservons-nous les uns les autres. Quand cette devise sera devenue la devise de tous les Français, notre pays comptera une de ses plus belles victoires, remportée celle-là sur la tuberculose et sur la mort.

TABLE DES MATIÈRES

CONNAISSANCES UTILES

L'Enseignement de l'Anti-alcoolisme, par le Dr GALTIER-BOISSIÈRE.

Un volume in-18 jésus, broché . . . . 1 fr. 50

Notions élémentaires d'Hygiène pratique, suivies d'un appendice contenant tous les renseignements utiles à consulter pour les familles, par le Dr GALTIER-BOISSIÈRE.

Un volume in-18 jésus, *270 gravures* et *8 planches en couleur*, br. 3 fr. 50
Relié toile . . . . 4 fr.

DICTIONNAIRES-MANUELS

Nouveau **Dictionnaire français** illustré, par A. GAZIER, professeur à l'Université de Paris.

In-12, *700 grav.* et *19 cartes*, cart. 2 fr. 60
Relié toile, tranches rouges. . . 3 fr. 30

Dictionnaire-manuel **des Écrivains et des Littératures,** par CH. GIDEL et F. LOLIÉE, lauréats de l'Institut.

In-18 jésus, *300 gravures*, relié toile, tranches rouges . . . . 6 fr. »

Dictionnaire-manuel **des Idées suggérées par les mots** *(tous les mots de la langue française groupés d'après le sens)*, par P. ROUAIX, professeur au lycée Henri IV.

In-18 jésus, *16 planches de gravures hors-texte*, relié toile, tranches rouges . 6 fr.

Le Vocabulaire français : **Mots dérivés du Latin et du Grec,** par I. CARRÉ, inspecteur général honoraire.

In-18 jésus de 600 pages, broché . 4 fr. 25
Relié toile, tranches dorées. . . 5 fr. 50

Dictionnaire-manuel **des Sciences usuelles,** par E. BOUANT, professeur agrégé au lycée Charlemagne.

In-18 jésus, *2 500 gravures*, relié toile, tranches rouges . . . . 6 fr.

Dictionnaire-manuel **des Connaissances pratiques,** par E. BOUANT.

In-18 jésus, *1600 gravures*, relié toile, tranches rouges . . . . 6 fr.

Le Vocabulaire philosophique, par ED. GOBLOT.

In-18 jésus, rel. toile, tr. rouges . . 5 fr.

Vocabulaire-manuel **d'Économie politique,** par A. NEYMARCK.

In-18 jésus, rel. toile, tr. rouges . . 5 fr.

La Pratique des Affaires (Droit civil et Droit fiscal), par P. BÉGIS.

In-18 jésus de 500 pages, relié toile, tranches rouges . . . . 5 fr.

Conférences pour les Adultes (2 Séries),

publiées sous la direction de M. CHARLES DUPUY :

1re Série. In-18, 500 pages, br. 2 fr. 50 | *2e Série.* In-18, 500 pages, br. 2 fr. 50.

Une Année de Droit usuel et d'Économie politique, par M. E. GANNERON.

Un volume in-18 jésus, cartonné. . . . . 2 fr. »

Paris. — E. KAPP, imprimeur, 83, rue du Bac

CARTES MURALES VIDAL-LABLACHE

Double face sur carton (1m 20 sur 1m). Gros caractères.

Vient de paraître :

CARTE N° 39 : France-Géologie

par M. Welsch, professeur à la Faculté des sciences de Poitiers.

DOUBLE FACE

RECTO. *Carte géologique* de la France.
VERSO. 4 cartons : *Environs de Paris, Environs de Lyon, Bassin houiller du Nord, Bassin inférieur du Rhône.*

La carte murale, double face, sur carton (1m 20 × 1m). . . 6 50

Notice géologique correspondant à la Carte *France-Géologie* et contenant : 1° une *Notice* proprement dite; 2° des *Questions* avec *Réponses*. In-12, cartonné.. **40** cent.

LISTE COMPLÈTE DES CARTES MURALES

1re Série : France et cinq parties du Monde.

Les Cartes marquées d'un *astérique* sont *parlantes* au recto, *muettes* au verso.

1. **Termes de Géographie.**
2*. **France.** Cours d'eau.
3*. — Relief du sol.
4*. — Départements.
5*. — Villes.
6*. — Canaux.
7*. — Chemins de fer.
8*. — Agriculture et Industrie.
9*. — Provinces.
10. **France.** Frontières du Nord-Est et 10 *bis*. **France militaire.**
11*. **Algérie et Tunisie.**
12*. **Europe** physique.
13*. — politique.
14*. **Asie** physique.
15*. — politique.
16*. **Afrique** physique.
17*. — politique.
18*. **Continent américain** physique.
19*. **Amérique du Nord** politique.
20*. **Amérique du Sud** politique.
21*. **Océanie.**
22*. **Planisphère.**
23. **Palestine et Pays d'Orient.**
24. **Paris et environs.**

39. **France-Géologie.**

2e Série : Contrées d'Europe.

Les Cartes sont *physiques* au recto et *politiques* au verso.

25. **Belgique.**
26. **Suisse.**
27. **Allemagne.**
28. **Iles Britanniques.**
29. **Pays-Bas.**
30. **Italie.**
31. **Espagne.**
32. **Autriche-Hongrie.**
33. **Péninsule des Balkans.**
34. **Russie.**
35. **Grèce et Archipel.**

3e Série : Colonies et Protectorats français.

36. **Madagascar** et 36 *bis* **Indo-Chine** fse.
37. **Afrique occidentale** 37 *bis*, Guyane, Antilles, etc.
38. **Tunisie** physique et 38 *bis* **Tunisie** politique.

Prix de chaque carte [double face, sur carton].. **6 50**
Notice pour chaque carte.............. » **40** | Appareil de suspension.............................. **2** »

Conditions d'envoi des Cartes murales et Tableaux muraux. — *2 Cartes murales ou Tableaux muraux peuvent être expédiés en un colis postal de 5 kilogr.* — (Ajouter **1 fr. 90** pour emballage et port à la gare française la plus rapprochée.)

Paris. — E. Kapp, imprimeur, 83, rue du Bac.

www.ingramcontent.com/pod-product-compliance
Ingram Content Group UK Ltd.
Pitfield, Milton Keynes, MK11 3LW, UK
UKHW021207230726
13926UKWH00001B/372